BEI GRIN MACHT SICH IHR
WISSEN BEZAHLT

- Wir veröffentlichen Ihre Hausarbeit,
  Bachelor- und Masterarbeit

- Ihr eigenes eBook und Buch -
  weltweit in allen wichtigen Shops

- Verdienen Sie an jedem Verkauf

Jetzt bei www.GRIN.com hochladen
und kostenlos publizieren

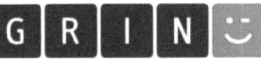

Gesundheitsberatung von Schlaganfallpatienten. Bedeutung des Lotsenprinzips

Amy Gyabeng

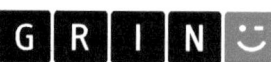

Bibliografische Information der Deutschen Nationalbibliothek:

Die Deutsche Nationalbibliothek verzeichnet diese Publikation in der Deutschen Nationalbibliografie; detaillierte bibliografische Daten sind im Internet über http://dnb.d-nb.de abrufbar.

ISBN: 9783389017814
Dieses Buch ist auch als E-Book erhältlich.

© GRIN Publishing GmbH
Trappentreustraße 1
80339 München

Druck und Bindung: Books on Demand GmbH, Norderstedt Germany
Gedruckt auf säurefreiem Papier aus verantwortungsvollen Quellen

Das vorliegende Werk wurde sorgfältig erarbeitet. Dennoch übernehmen Autoren und Verlag für die Richtigkeit von Angaben, Hinweisen, Links und Ratschlägen sowie eventuelle Druckfehler keine Haftung.

Das Buch bei GRIN: https://www.grin.com/document/1470314

Universität Bielefeld

Health Communication (B.Sc.)

Fakultät für Gesundheitswissenschaften

Gesundheitsberatung von Schlaganfallpatienten

Bedeutung des Lotsenprinzips auf die Gesundheitsberatung von Schlaganfallpatienten

Hausarbeit im Modul 401361, M8 BHC34: Theoretische und konzeptionelle Grundlagen der Gesundheitsbildung und -beratung: Bewältigung chronischer Krankheiten: Beratungssettings

Autorin: Amy Gyabeng

Fachsemester: 3

Abgabedatum: 02.03.2021

Inhalt

1 Einleitung

Schlaganfall ist eine der weitverbreitetsten Erkrankungen der Welt und die häufigste Ursache für dauerhafte Behinderungen. Die häufigsten Schlaganfälle sind ischämische Infarkte, die auf Kreislauferkrankungen im Bereich des Gehirns zurückzuführen sind, der die Blutgefäße umschreibt. Sie sind die Grundlage für Schlaganfälle bei 80% der Patient*innen. In Deutschland leiden jedes Jahr rund 250.000 Menschen an einem Schlaganfall. Von den Überlebenden kann sich nur etwa ein Drittel von dem Schlaganfall vollständig erholen und ein uneingeschränktes Leben führen. Die primäre und sekundäre Prävention von Schlaganfällen und neue Möglichkeiten der Akutbehandlung sind und bleiben eine der Grundaufgaben der allgemeinen Inneren Medizin oder der Neurologen (Ringleb, 2016). Bei einem Schlaganfall handelt es sich um eine plötzliche Durchblutungsstörung im Gehirn. Die Blutversorgung muss schnell wiederhergestellt werden, um eine dauerhafte Schädigung der Nervenzellen des Gehirns zu verhindern (Klug, 2018). Ein Schlaganfall trifft den Patient*innen und seine Angehörigen unerwartet und stellt oft das Leben um. In den meisten Fällen muss die Wohnung so umgebaut werden, dass sie für Rollstuhlfahrer zugänglich ist (Siebrat, 2014). Die akute Therapie, die so bald wie möglich nach einem Schlaganfall beginnt, ist überlebenswichtig und verringert den Schaden durch einen späteren Schlaganfall (Nolting et al., 2015). Es eigenen sich Schlaganfall-Lotsinnen und Lotsen die Eigenverantwortung durch Aufklärung, bieten Unterstützung in verschiedenen Problembereichen und stellen sicher, dass die Verschreibungen von Medikamenten umgesetzt werden (Bralinn & Helbig, 2020). Das Lotsenprinzip basiert darauf, Schlaganfallpatienten zu helfen, in ihr tägliches Leben zurückzukehren, was nicht nur die Lebensqualität nach einem Schlaganfall verbessern, sondern auch die Einhaltung der Behandlung verbessern und das Wiederauftreten verringern kann. Ihre langjährige Erfahrung in der Zusammenarbeit Schlaganfallpatienten im Rahmen von Pflege, Behandlung oder Sozialberatung sind Voraussetzungen, um die Förderung von Motivation und Zielen zu gewährleisten (Dercks, 2019).

Die vorliegende Hausarbeit setzt sich mit der Bedeutung des Lotsenprinzips auf die Gesundheitsberatung von Schlaganfallpatienten auseinander. Im Mittelpunkt steht die Bearbeitung der Frage, welche Bedeutung hat das Lotsenprinzip für die Gesundheitsberatung von Schlaganfallpatient*innen. Zunächst wird im zweiten Kapitel die Methodik ausführlich beschrieben. Im Hauptteil geht es um das

Krankheitsbild Schlaganfall gefolgt von Symptomen und Risikofaktoren, Akuttherapie, Schlaganfallversorgung und dem Lotsenprinzip. Es werden die grundlegenden Begriffe nähererläutert. Im Fokus des vierten Kapitels werden die Herausforderungen in der Gesundheitsberatung von Schlaganfallpatient*innen geschildert. Anschließend werden im fünften Kapitel die Ergebnisse zusammengeführt die Arbeit mit einem Fazit.

2 Methodik

Um die dargestellte Fragestellung zu beantworten, erfolgte zunächst die Recherche mit den Schlagwörtern „Schlaganfall", „Akuttherapie des Schlaganfalls", „Stroke Unit", „Schlaganfall-Lotsen" „Lotsenprinzip (Kümmererprinzip)" und „Intersektorale Versorgung". Es ergab sich eine internetbasierte Literatursuche auf dem Onlineserver der Universitätsbibliothek Bielefeld, sowie auf den digitalisierten Bibliotheken Google Books, PubMed und Google Scholar. Zu Beginn wurden die Suchbegriffe der Datenbanksuche in das Englische übersetzt. Anschließend dazu wurden alle Titel, die älter als zehn Jahre sind, von der Suche ausgeschlossen, um die aktuelle Literatur zu erhalten. Die anfängliche Auswahl der Quellen hinsichtlich ihrer Anwendbarkeit oder ihres möglichen Nutzens erfolgte auf der Grundlage ihrer Titel und ihres Inhalts. In der Bibliografie dieser Quellen wurden nach weiterer Literatur gesucht, da die erste Übersichtssuche nur zu einer begrenzten Anzahl von Quellen führte, um die Frage zu beantworten. Zusätzlich wurden Schlüsselwortkombinationen nach weiterer Literatur durchsucht. Zur Vorbereitung dieser Arbeit wurden Bücher, Zeitschriftenartikel und Websites aus vielen überprüften Quellen verwendet. Die Vorauswahl der Quellen erfolgte anhand der Titel und Inhaltsangaben. Da sich aus der ersten Recherche nur eine begrenzte Anzahl von zur Fragestellung passenden Quellen ergab, wurde in den Literaturangaben nach weiteren möglichen Titeln gesucht.

3 Krankheitsbild Schlaganfall

Die häufigste Form des Schlaganfalls ist der ischämische Schlaganfall, der auch als "weißer" Schlaganfall bezeichnet wird (Klug, 2018). Ein ischämischer Schlaganfall tritt auf, wenn die Blutversorgung und damit die Sauerstoffversorgung des Gehirngewebes unterbrochen wird. (Zeyfang et al., 2013). Dieser tritt aufgrund von Blutgerinnseln im Gehirn auf, die die Blutgefäße verengen und den Blutfluss verringern. Das Blutgerinnsel wandert vom Herzen in den Blutkreislauf durch die Aorta oder der Halsschlagader zum Gehirn und löst eine Blockade im Blutgefäß. Diese werden durch Ansammlung an den Wänden der Blutgefäße gebildet. Über einen langen Zeitraum ziehen sich die Blutgefäße zusammen und schließen sich vollständig, wodurch die Nervenzellen kein Blut mehr erlangen. Darüber hinaus können genetische Faktoren dazu führen, dass das Blutgerinnungssystem einen ischämischen Schlaganfall auslösen (Klug, 2018). Sekundärblutungen können auch im Infarktbereich auftreten. Infolgedessen tritt ein Funktionsverlust auf, der schließlich zum Tod des Gehirngewebes führt. Aufgrund der großen Anzahl von Hirnregionen, die betroffen sein können, gibt es viele klinische Manifestationen. Mögliche Ursachen für einen ischämischen Schlaganfall sind Thromboembolien, mikrovaskuläre Erkrankungen und hämodynamische Mechanismen. Im Laufe der Zeit wurden große Änderungen vorgenommen (Zeyfang et al., 2013). Im Gegensatz dazu gibt es eine andere Form des Schlaganfalls, die als hämorrhagischer Schlaganfall oder auch als "roter" Schlaganfall bezeichnet wird. Sie liegt bei 15 % der Patient*innen vor (Klug, 2018). Eine zerebrale Blutung ist eine hypertensive Hirnblutung (die Folge einer arteriellen Hypertonie) und eine (Subarachnoidalblutung) (Zeyfang et al., 2013). Andererseits brechen bei einem hämorrhagischen Schlaganfall Blutgefäße aufgrund von hohem Blutdruck. Gehirndeformitäten oder Tumorblutungen sind weitere mögliche Ursachen für diese Art von Schlaganfall. Die hämorrhagischen Schlaganfälle treten seltener auf als die ischämischen, jedoch ist das Risiko viel höher. Fast zwei Drittel der Todesfälle sind auf einen hämorrhagischen Schlaganfall zurückzuführen (Klug, 2018). In Bezug auf die Ursache des Schlaganfalls besteht der Hauptunterschied zwischen Blutungen und Ischämie, was der Hauptgrund ist, insbesondere bei älteren Menschen (Zeyfang et al., 2013). Die seltene Ursache für Schlaganfälle ist eine Subarachnoidalblutung, da gelangt das Blut in den Subarachnoidalraum und füllt sich mit Hirnflüssigkeit. In den meisten Fällen ist die Ursache für diese besondere Form des Schlaganfalls, dass ein arterielles Gefäß aufgrund einer Deformität zerbricht (Klug, 2018).

Nach Angaben aus Baden-Württemberg im Jahr 2013 wurden im Krankenhaus mehr als 40.000 Schlaganfallpatienten mit rund 10 Millionen Einwohnern registriert. Dies zeigt, dass die Inzidenz erheblich höher ist als die in der Einleitung genannten 250 / 100.000 Einwohner. Ischämischer Infarkt und vorübergehende ischämische Attacken (TIA) machen etwa 80-85 % aus. Die verbleibenden 15-20 % sind auf Hirnblutungen und Subarachnoidalblutungen zurückzuführen. Die Inzidenz von Menschen mit

Schlaganfallfolgen in Deutschland liegt bei rund 700.000 Menschen. Weltweit gibt es große Unterschiede in der Morbidität. Insbesondere in der östlichen Region beträgt die Inzidenz von Schlaganfällen 500 oder mehr pro 100.000 Einwohner. Im Gegensatz dazu ist die Inzidenz im Mittelmeerraum geringer. Schlaganfälle treten häufiger bei Männern in allen Altersgruppen auf, mit Ausnahme von Männern über 85 Jahren, die aufgrund ihrer längeren Lebenserwartung von Frauen dominiert werden. (Ringleb, et al., 2016). Die GEDA 2014/15-EHIS-Studie zeigten, dass in den letzten 12 Monaten 1,7 % der Frauen und 1,5 % der Männer über 18 Jahre einen Schlaganfall erlitten. Bei Personen unter 55 Jahren betrug die Inzidenz chronischer Symptome durch Schlaganfall weniger als 1 %. Seitdem ist der Anteil der Frauen ab 75 Jahren um 6,4 % und der Anteil der Männer um 6,1% gestiegen. Im Vergleich zu Frauen in der oberen Bildungsschicht 1,3 % haben Frauen in der unteren Bildungsschicht 3,6 % in den letzten 12 Monaten mehrere Schlaganfälle gemeldet. Im Gegensatz dazu gibt es nur geringe Bildungsunterschiede zwischen Männern. Basierend auf den Daten zur Lebenszeitprävalenz von Schlaganfällen wurden keine geschlechtsspezifischen Unterschiede gefunden (Robert-Koch-Institut, 2015). Die durchschnittliche Sterblichkeitsrate nach einem Jahr beträgt 25 % und Schlaganfälle verschiedener Typen und Subtypen zeigen signifikante Unterschiede in der Sterblichkeit (Zeyfang, et al., 2013).

3.1   Symptomatik und Risikofaktoren

In Deutschland sind Schlaganfälle die fünfthäufigste Todesursache und dauerhafte Behinderung bei Erwachsenen. Die Art und der Schweregrad der Behinderung sind bei den Überlebenden sehr unterschiedlich, wobei 64 % immer noch durch die Krankheit dauerhaft geschädigt werden (Klug, 2018).

Die klassischen Symptome eines ischämischen Schlaganfalls sind mit einer Hirnblutung vergleichbar. Das häufigste Symptom eines hemisphärischen Schlaganfalls ist eine plötzliche einseitige Lähmung, die auch die Gesichtsmuskulatur, einseitige Empfindlichkeitsstörungen, Gesichtsfeldstörungen und verschiedene Formen der Sprachlosigkeit betreffen kann. Eine gestörte Wahrnehmung auf der entgegengesetzten Körperseite kann auftreten, insbesondere wenn die rechte Hemisphäre beschädigt ist. Je nach neuropsychologischem Defekt variieren Ort und Intensität der Verletzung. Ein Schlag im Hirnstammbereich verursacht häufig Lähmungen und sensorische Störungen (Extremitäten oder

Gliedmaßen), Doppelsehen, Schluckbeschwerden und Sprachstörungen. Dies ist auf eine beeinträchtigte verbale Muskelkoordination und Mobilität im Zungen- / Rachenbereich zurückzuführen, während das eigentliche Sprachzentrum noch funktioniert und von Sprachlosigkeit unterschieden werden muss. Die häufigsten allgemeinen Symptome eines Schlaganfalls sind Kopfschmerzen und verschiedene Bewusstseinsstörungen (Schubert & Lalouschek, 2011). Ein vorübergehender ischämischer Anfall, auch als (TIA) bezeichnet, ist ein vollständiger Schlaganfall, der mehrere Minuten oder Stunden andauern kann. Wenn es mehr als 24 Stunden dauert, bis die klinischen Symptome abgeklungen sind, kann die Verlängerung des reversiblen ischämischen neurologischen Defizits innerhalb von drei Wochen festgestellt werden (Zeyfang et al., 2013). Dies ist jedoch auch ein hohes Risiko, da innerhalb von fünf Jahren nach TIA etwa 10 % der Patienten einen ischämischen Schlaganfall erleiden (Klug, 2018). Beide sind wichtige Anzeichen für einen Schlaganfall, daher müssen die Risikofaktoren und ihre Behandlungsmethoden sorgfältig analysiert werden (Zeyfang et al., 2013).

Die Risikofaktoren von Schlaganfällen unterscheiden sich nicht von Herz-Kreislauf-Erkrankungen. Herzerkrankungen, die mit einem erhöhten Gefäßverschluss verbunden sind, bergen auch ein besonderes Risiko für einen ischämischen Infarkt: Hohe Herzrhythmusstörungen, Klappendefekte sowie Herzfehlbildungen sind Risikofaktoren. Risikofaktoren können in modifizierbare und nicht modifizierbare Faktoren unterteilt werden. Die Risikofaktoren Alter, Geschlecht und genetische Faktoren von Herz-Kreislauf- und zerebrovaskuläre Erkrankungen sind irreversible Risikofaktoren (Ringleb, et. al., 2016). Mit zunehmendem Alter steigt die Häufigkeit von Schlaganfällen signifikant an und der Anteil der Schlaganfälle ab dem 74. Lebensjahr beträgt etwa 50 %. Zudem ist das Lebensalter der wichtigste Risikofaktor. Ein Schlaganfall bei einem Familienangehörigen ersten Grades im Alter von 60 Jahren ist mit einem etwa 1,5- bis 2-fach erhöhten Schlaganfallrisiko verbunden (Nückel et al., 2013). Ein weiterer wichtiger Einflussfaktor auf den Schlaganfall ist ein erhöhter Bluthochdruck (arterielle Hypertonie). Erhöhter systolischer Blutdruck und erhöhter diastolischer Blutdruck bedeuten ein erhöhtes Schlaganfallrisiko. Eine unzureichende Blutdruckkontrolle nach einem Schlaganfall erhöht auch das Risiko eines weiteren Schlaganfalls erheblich. Abhängig von der Schwere des Bluthochdrucks und dem Alter kann sich das Schlaganfallrisiko um das 2- bis 10-fache erhöhen. Beispielsweise verdoppelt sich mit jedem Anstieg des diastolischen

Blutdrucks das Schlaganfallrisiko. Diabetes ist ein weiterer wichtiger Risikofaktor für Schlaganfälle, der das Schlaganfallrisiko bei Diabetikern vervierfacht. Die Beziehung zwischen Cholesterin und Schlaganfall ist viel schwächer als zwischen Cholesterin und Herzinfarkt. Erhöhte Gesamtcholesterinspiegel oder sogenanntes erhöhtes LDL-Cholesterin oder reduziertes HDL-Cholesterin können jedoch mit einem erhöhten Schlaganfallrisiko verbunden sein. In den letzten Jahren wurde auch nachgewiesen, dass bestimmte cholesterinsenkende Medikamente sogenannte Statine das Schlaganfallrisiko signifikant senken können (Schubert & Lalouschek, 2011). Rauchen verdoppelt das Schlaganfallrisiko in etwa, insbesondere bei ischämischem Schlaganfall und Subarachnoidalblutung. Mit zunehmendem Tabakkonsum und mehr als 20 Zigaretten pro Tag steigt das Risiko um das 3,5-fache. Passivrauchen erhöht auch das Schlaganfallrisiko. Da fast ein Drittel der Schlaganfallpatienten Raucher sind, ist dieser Faktor in der Sekundärprävention besonders wichtig (Nückel et al., 2013). Vorhofflimmern ist eine Herzrhythmusstörung, die besonders häufig bei älteren Menschen auftritt und mit einem signifikant erhöhten Schlaganfallrisiko verbunden ist. Bei den meisten Patient*innen mit Vorhofflimmern sollte eine Antikoagulation (medizinische "Blutverdünnung") verabreicht werden, um einen Schlaganfall zu vermeiden. Menschen mit schwerer Stenose der Halsschlagader (Stenose) haben ebenfalls ein erhöhtes Schlaganfallrisiko. Weitere Risikofaktoren für Schlaganfälle sind hoher Alkoholkonsum, Übergewicht und Bewegungsmangel. Andere Faktoren, die mit einem erhöhten Schlaganfallrisiko verbunden sein können, umfassen die Verwendung oraler Kontrazeptiva und anderer weiblicher Sexualhormone und chronische Infektionskrankheiten (Schubert & Lalouschek, 2011).

3.2   Akuttherapie des ischämischen Schlaganfalls

Die Basis der akuten ischämischen Schlaganfallbehandlung ist die Aufnahme der Schlaganfalleinheit (Stroke Unit). Lebensparameter werden kontinuierlich überwacht und Lebensfunktionen sollten bei Bedarf behandelt werden. Diese Basistherapie wird eingesetzt, um hämodynamische und metabolische Faktoren optimal zu regulieren, sodass ischämische Hirnzellschäden minimiert werden. Das Risiko der Symptomentwicklung muss verringert werden, um bevorstehende Beeinträchtigungen frühzeitig erfassen und unterbinden zu können. Die Grundtherapie umfasst regelmäßige Bewusstseinsüberprüfungen und die Überwachung von Atmung, Blutdruck und Herzrhythmus. Schlaganfallpatient*innen benötigen regelmäßige Bewusstseinskontrollen. Bewusstseinsveränderungen können einen beeinträchtigten Schlaganfall widerspiegeln. Die Häufigkeit der Kontrollen hängt von der Schwere des Schlaganfalls ab. Im Falle eines sich verschlechternden Bewusstseinszustands, das heißt des Auftretens von Koma, sollten Patient*innen schnellstmöglich auf die Intensivstation gebracht werden. Bei der Atmung von Schlaganfallpatient*innen ist es wichtig, dass sie ausreichend Sauerstoff erhalten. In Notfällen sollten auch regelmäßig Blutuntersuchungen durchgeführt werden. Im Falle einer unvermeidbaren Atemwegsobstruktion, insbesondere bei Patient*innen mit Bewusstseinsstörungen, sollte eine rechtzeitige Intubation auf der Intensivstation in Betracht gezogen werden. In etwa 80 % der Fälle haben Patient*innen mit akutem Schlaganfall einen anfänglichen Blutdruckanstieg. Im Bereich der ischämischen Hirnverletzung wird die physiologische Regulation des Blutflusses aufgehoben. In der akuten Phase ist das Ziel, den Blutdruck leicht zu erhöhen. Infolgedessen sollte der Blutdruck nur durch einen systolischen Blutdruck unter 200mmHg und einen diastolischen Blutdruck unter 110mmHg gesenkt werden. Eine Vielzahl von Studien hat gezeigt, dass der optimale Blutdruck in der akuten Phase im Kontraktionswertbereich von 140-160mmHg liegen sollte, um die Mortalität zu senken. Ein niedriger Blutdruck oder ein schneller Blutdruckabfall können auch mit der Verschlechterung der Krankheit zusammenhängen. Wenn der systolische Blutdruckwert weniger als 120mmHg beträgt, sollte die volumetrische Behandlung zuerst mit einer isotonischen Vollelektrolytlösung durchgeführt werden, für die möglicherweise eine sympathomimetische oder Katecholaminunterstützung erforderlich ist. Diese Maßnahmen müssen insbesondere bei Patient*innen mit Herzerkrankungen sorgfältig durchgeführt werden, um das Risiko von Übergrößen und Lungenödemen zu vermeiden. Zur Behandlung von Bluthochdruck wird zunächst intravenöses Urapidil und bei Patienten*innen mit Angstzuständen oder Tachykardie Clonidin empfohlen. In schweren Fällen ist es notwendig, mehrere blutdrucksenkende Medikamente gleichzeitig zu verwenden. Ein akuter Myokardinfarkt ist mit Arrhythmien verbunden, weist jedoch auf eine mögliche Ursache für einen Schlaganfall hin, insbesondere auf Vorhofflimmern. Die durchgehende Überwachung in der Stroke Unit ist besonders sinnvoll, um vorläufige Herzrhythmusstörung zu erkennen. Eine Arrhythmie kann in einzelnen Fällen auch auf eine Hirnerkrankung zurückzuführen sein. Das Routine-EKG auf dem Monitor eignet sich zur sofortigen Registrierung neuer Arrhythmien. Zur Behandlung von signifikanten langsamen oder plötzlichen Arrhythmien sollte ein Kardiologe wahrgenommen werden (Glahn et al.,

2014). Die spezifischste akute Behandlung des ischämischen Schlaganfalls besteht darin, die verschlossenen Blutgefäße, die Ischämie verursachen, wieder zu öffnen. In dieser Hinsicht ist die einzige zugelassene und nachgewiesene wirksame Methode die intravenöse systemische Thrombolyse, die als "Lysetherapie" bezeichnet wird (Köhrmann, 2013).

3.3 Schlaganfallversorgung

In der präklinischen Phase ist es nicht möglich zwischen den verschiedenen Schlaganfallarten zu unterscheiden. Eine große Anzahl von Schlaganfallpatienten wird immer noch nicht angemessen behandelt, weil sie nicht rechtzeitig in das Krankenhaus eingeliefert werden. Eine effektive akute Schlaganfallversorgung basiert auf einer Kette mit vier Gliedern: die schnelle Erkennung und Reaktion auf Schlaganfallsymptome (Angehörige, Patient*innen, Allgemeinmediziner*innen), sofortige Information der Rettungsdienste (Kontrollzentren), ein bevorzugter Transport zu einem Schlaganfallkrankenhaus mit vorheriger Benachrichtigung im Zielkrankenhaus und eine schnell gezielte Behandlung in der Schlaganfallstation (Stroke Unit). Dies erfordert eine bessere Aufklärung über die Symptome eines Schlaganfalls für die Betroffenen und ihre Angehörigen in Notaufnahmen, einschließlich Hausärzt*innen und Rettungsdiensten im Notfallsystem, damit bessere Transportwege genutzt werden. Unter anderem kann eine angemessene Diagnose und Behandlung durchgeführt und der Arbeitsablauf in Notaufnahmen und Kliniken beschleunigt und standardisiert werden. Bildgebende Tests müssen immer durchgeführt werden, um Blutungen von Infarkten zu unterscheiden. Daher müssen Schlaganfallpatienten zur strukturierten Behandlung von Schlaganfällen ins Krankenhaus eingeliefert werden, in der die Diagnose 7 Tage die Woche (24/7) gestellt werden kann. Es ist sinnvoll, eine spezielle Schlaganfallstation zu erstellen, die sogenannten Stroke Units. Neurologen, Ärzt/innen und Physiotherapeuten/innen, die sich ausschließlich auf die Diagnose und Behandlung von Schlaganfällen spezialisiert haben, können zusammenarbeiten und die Behandlung von Patient*innen standardisieren (Hacke et al., 2016). Auf diese Weise können die Anzahl der Patienten die bestimmte Schlaganfallbehandlungen erhalten, erheblich erhöhen. Eine kontinuierliche Überwachung von den systematischen Funktionen sowie die Überwachung der Sauerstoffsättigung und des Blutzuckerstoffwechsels führen ebenfalls zu einer verbesserten Versorgung der Patient*innen. Darüber hinaus ist auch die Behandlungskompetenz von Schlaganfallpatienten sehr wichtig. Ein wichtiger Faktor in der Schlaganfallabteilung ist die direkte Verbindung zwischen Akutversorgung und frühzeitiger Rehabilitation durch das multiprofessionelle Team. Aufgrund der regionalen Spezialisierung unterscheidet sich die Wirkung der medikamentösen Behandlung auf allgemeine Stationen stark von der Schlaganfallbehandlung auf der Stroke Unit. Zurzeit stellen zertifizierte Stoke Units die beste Kombination aus "Time is Brain-Konzepts" und "Competence is Brain-Konzepts" dar, um effektive Schlaganfallbehandlungsverfahren sicherzustellen (Glahn, 2014). Infolgedessen ist die Zeit einer der grundlegenden Elemente bei der vorklinischen Versorgung von Schlaganfallpatient*innen. "Time is Brain" ist ein häufig verwendeter Begriff für akute Schlaganfälle geworden. Jede vergeudete Minute der Behandlung führt zum Tod weiterer Gehirnregionen, wodurch sich die Prognose für das Überleben und die neurologische Funktion und damit die Lebensbedingungen beeinträchtigen (Kraft, et al., 2018). Die Nachsorge ist der letzte Schritt bei der Behandlung eines Schlaganfalls. Während der Übergangzeit regeln die Sozialdienste den Aufenthalt der Patient*innen für Rehabilitation und weitere häusliche Versorgungen. Diese Maßnahme soll die langfristige Genesung der Betroffenen sicherstellen und deren Integration und Einhaltung verbessern. Dadurch wird das Risiko eines erneuten Auftretens verringert (Glahn et al., 2014). Die stationäre Schlaganfallbehandlung verkürzt die Behandlungszeit erheblich, verringert den Anteil dauerhaft abhängiger und pflegebedürftige Patienten und senkt die Sterblichkeitsrate. Der Zweck aller von Schlaganfallpatient*innen ergriffenen Maßnahmen besteht darin, die systemischen Funktionen (kardiovaskuläre, Lungenfunktion, Stoffwechselparameter) zu stabilisieren und zu normalisieren und den Patienten in eine Klinik zu bringen, um eine erfolgreiche Behandlung gewährleisten zu können. Bei unvollständigem Schlaganfall kann eine frühzeitige Behandlung und Vorbeugung durchgeführt werden, um das Auftreten eines schweren Schlaganfalls zu vermeiden (Hacke et al., 2016).

3.4   Lotsenprinzip

Das Lotsenprinzip leitet sich aus dem Kümmerer Prinzip heraus. Lotsen sind Case- und Caremanager, die sich um Fälle kümmern und in diesem Sinne die Betroffenen unterstützen. Sie besitzen einen Pflege- oder Behandlungshintergrund und haben eine Schulung zum Case-management abgeschlossen. Diese geben Orientierung in den Versorgungseinrichtungen und können ebenso als neutrale Vermittler der Patient*innen auftreten. Dies gibt dem Lotsen eine Sonderstellung, die die Betroffenen wünschen. Es ist erwähnenswert, dass der Lotse keine Autorität hat. Sie sind nicht berechtigt, medizinische Leistungen wie Verschreibungen zu erbringen. Die Wirksamkeit des Lotsenprinzips besteht darin, dass diese im Vergleich zu den herkömmlichen Beteiligten grundsätzlich zwar keine Befugnisse haben, aber tatsächlich die Designauswahl der Gesundheitsversorgung vom relevanten Personal übernehmen. Im Wesentlichen sammeln sie nur Informationen und geben Anleitungen. Dies zeigt die vom Lotsen verborgene wahre Machtposition. Der Lotse repräsentiert dementsprechend den Datenträger der Patient*innen. Darüber hinaus verfügt dieser über Wissen in der Versorgungskette. In Bezug auf das Ziel hat er dieses Wissen im eigentlichen Versorgungsbereich der Stroke Unit eingesetzt. Daher ist in unserer dezentralen Pflegeumgebung der Lotse die einzige wichtige Rolle der Patient*innen. Er hat einen vollständigen Überblick und beeinflusst von Anfang an alle Ziele und Bedürfnisse der Patient*innen (Brinkmeier, 2020).

4 Herausforderung der Gesundheitsberatung von Schlaganfallpatienten

Seit dem Frühjahr 2020 hat der Anteil der Schlaganfall-Lotsen in ganz Deutschland 20% erreicht. Die meisten von ihnen haben bereits Erfahrung in der Behandlung von Schlaganfallpatient*innen. Das vom Innovationsfonds finanzierte STROKE OWL-Projekt führte eine neue Form der Versorgung durch das Konzept der Schlaganfallrichtlinien ein. Das Case-management ist eine etablierte Sozial- und Gesundheitsmethode, die verwendet wird, um unübersichtliche Pflegepläne mit mehreren Dienstleistern realisieren zu können. Durch die Kombination von Case- und Pflegemanagement können die Gesundheits- und Partizipationsziele der betroffenen Bevölkerung bewerkstelligt werden. Die zentrale Zielgruppe sind Patient*innen mit Schlaganfall oder vorübergehendem ischämischem Anfall (Barlin & Helwieg, 2020). Die erfahren umfangreiche, kleine Dienstleistungen, die im Gesundheitssystem fehlen: gezielte, konsistente Koordination und bedarfsgerechte Versorgung. Mangelnde Kontrolle innerhalb der Versorgungskette kann zu unerwünschten Ergebnissen führen. Aufgrund der allgemeinen Struktur des Lotsenprinzips ist diese Methode auch auf andere Indikationen anwendbar. Aus Sicht der öffentlichen Gesundheit haben alle Fachkräfte eine neue Möglichkeit, ihre Ziele und Maßnahmen in der gesamten Versorgung zu überwachen und zu kontrollieren (Brinkmeier, 2020). Einerseits befürchten einige Ärzt*innen, dass ein solches Fallmanagementprojekt ihnen mehr Arbeit bringen würde. Andererseits gibt es Bedenken, dass Schlaganfalllotsen die Fähigkeiten des Arztes aneignen können (Dercks, 2019). Diese ersetzten weder Ärzt*innen oder Sozialdienste noch nichtexistierende Berufe. Im Allgemeinen stellen Lotsen nur sicher, dass es während des gesamten Versorgungsprozesses einen gemeinsamen Faden gibt (Brinkmeier, et al., 2020). Es ist jedoch zu beachten, dass es erhebliche Versorgungslücken gibt, insbesondere in der Nachsorge. Dafür lassen sich mehrere Gründe anführen. Einerseits ist der Hauptgrund der Mangel an Informationen und die Motivation der Patient*innen. Die Mehrheit der Patient*innen mit Schlaganfällen folgen der Behandlung nicht. Es sind jedoch auch strukturelle Mängel offensichtlich. Nach strikter Behandlung von Patient*innen in der Notfall- und stationären Rehabilitation besteht ein Mangel in der häuslichen Pflege. Die negativen Nebenwirkungen des Systems werden hauptsächlich durch Schnittstellenprobleme verursacht, z. B. doppelte Überprüfung (Villringer & Einhäupl, 2016). Grundsätzlich sollte der Schlaganfalllotse die oben genannten Systemfehler beseitigen, das heißt die Einhaltung der Behandlung verbessern, um den Rehabilitationseffekt und die Lebensqualität der Patient*innen kontinuierlich zu sichern. Darüber hinaus sollte der Pflegebedarf vermieden werden, um die Pflegekosten durch Sekundärprävention zu senken. Schlaganfallrichtlinien sollten sicherstellen, dass wiederkehrende Schlaganfälle mit starker Unterstützung durch die Sekundärprävention vermieden werden. Nach dem Prinzip der Hilfesuche nimmt der Schlaganfall-Lotse Patient*innen in den einjährigen Pflegeplan der Schlaganfallstation auf. Lotsen betreuen und beraten Patient*innen in den ersten drei Monaten in der Rehabilitationsklinik und zu Hause, unter Berücksichtigung der Lebensweise und der familiären Bedingungen Die Rehabilitation kann auch weitgehend auf evidenzbasierten und wissenschaftlichen wirksamen Behandlungskonzepten beruhen. Für die Betroffen bedeutet dies eine qualitative Grundlage für die Vorbereitung auf die Wiederherstellung des täglichen Lebens. In der Sekundärprävention ist der Schlaganfall-Lotse ein professioneller Case- und Pflegemanager. Schlaganfalllotsen stellen sicher, dass während des gesamten Pflegeprozesses alles miteinander verbunden ist. Diese informieren und beraten Betroffene und ihre Angehörigen, zeichnen Behandlungsmethoden auf und koordinieren Maßnahmen, um bei der Suche nach Hilfe Unterstützung zu bieten. Abgesehen davon, stellen Lotsen sicher das Patient*innen sich an die Behandlung halten, Risikofaktoren wie Bluthochdruck kontrolliert werden und ermutigen sie dazu ihre Lebensweise zu ändern, z.B. durch einen Plan zur Raucherentwöhnung. Es geschieht sachgemäß, feinfühlig, aber auch sehr entschlossen. Nach aktuellen Erfahrungen können Schlaganfalllotsen zeitgleich rund 70 bis 80 Betroffene pflegen. Pro Projektjahr werden ca. 1.000 Patienten versorgt (Ostwestfalen-Lippe hat 6.000 bis 7.000 Schlaganfälle pro Jahr). Die Schlaganfalllotsen legen bestimmte Ziele mit Patient*innen fest, z.B. die Teilnahme an eine Trainingsprogramm. Diese Ziele und erkennbaren Veränderungen im persönlichen Verhalten werden überwacht. Nach der Behandlung sollten die Betroffenen weiterhin nach der Therapie leben, keine Rückfälle oder andere Folgeerkrankungen haben. Infolgedessen sollten Patient*innen in der Lage sein, unabhängig oder durch ihre Familienangehörigen weitere Pflege zu organisieren und entsprechend ihren Fähigkeiten aktiv am gesellschaftlichen Leben teilzunehmen. Aus Sicht der Betroffenen besteht das Hauptziel darin, sekundäre Schlaganfälle und weitere Erkrankungen zu vermeiden und die Lebensqualität im Hinblick auf die Teilnahme zu verbessern oder zu stabilisieren (Brinkmeier, et al., 2020).

5 Diskussion

Die Ergebnisse zeigen, dass Schlaganfalllotsen und die Stroke Unit einen großen Einfluss auf die Gesundheitsberatung von Schlaganfallpatient*innen haben. Zu diesen Ergebnissen kommen auch Brinkmeier et al. (2020), Hacke et al. (2016) und Glahn et al. (2014), bei denen diese Ergebnisse auf die Stroke Unit und die Beratung von Schlaganfalllotsen geschoben werden. Die Stroke Unit kann somit in Abhängigkeit zu einer Notfallstation bessere Versorgungsmöglichkeiten bieten, wodurch die Überlebenschancen erheblich erhöht werden. Kraft et al. (2018) führt den gebräuchlichen Begriff "Time is Brain" für akuten Schlaganfall ein, der auch in der Stroke Unit etabliert ist. Bei diesem Konzept ist jede Minute und schnelle Reaktion auf neue Symptome wichtig, um die Nervenfunktion aufrechtzuerhalten. Hacke et al. (2016) weist darauf hin, dass viele Schlaganfallpatient*innen aufgrund verspäteter Aufnahme keine angemessenen Behandlungen erhalten. Laut Villringer & Einhäupl (2016) ist dieses Phänomen auf eine enorme Versorgungslücke zurückzuführen. Die zentrale Hauptaussage dieses Beitrags ist, dass der Mangel an Informationen und die Motivation der Patient*innen überwiegen. Es wird deutlich, dass es strukturelle Mängel gibt und die Nachsorge nicht vollständig durchgeführt wird. Diese Probleme werden hauptsächlich durch die negativen Auswirkungen des Systems aufgrund von Schnittstellenproblemen (z. B. Doppelprüfung) verursacht. Brinkmeier et al. (2020) betonen hier, dass Schlaganfall-Lotsen die systemischen Fehler bei der Behandlung von Patient*innen berichtigen. Daraus ergibt sich, dass Lotsen mit starker Unterstützung durch die Sekundärprävention wiederkehrende Schlaganfälle vermeiden. Berücksichtigt man diesen Ansichtspunkt wird deutlich, dass eine Stroke Unit die bessere Schlaganfallversorgung bietet, da die professionelle medizinische Hilfe speziell geschult wurde und die beste Unterstützung für Patient*innen bietet. Dies hat seinen Grund darin, dass die Wirkung der medikamentösen Behandlung auf Normalstation sich von der Behandlung von Schlaganfällen auf einer Stroke Unit erheblich unterscheidet. Im Gegenzug haben Glahn et al. (2014) zentrale Behandlungsmöglichkeiten für Schlaganfallpatienten. Ein Schlaganfall verändert das Leben eines Menschen von einer Sekunde zur anderen. Daher sollte die Aufnahme in eine Schlaganfallstation und die Lyse-Therapie Patient*innen eine optimale Versorgung bieten, um lebenswichtige Funktionen wie Atmung und Kreislauf zu stabilisieren. Dabei betonen Hacke et al (2016) wiederholt, dass eine ordnungsgemäße Behandlung und Diagnose sinnvoll sind, um den Arbeitsablauf in Notaufnahmen und Kliniken zu standardisieren und zu beschleunigen. Daraus ergibt sich, dass Bildgebende Tests durchgeführt werden müssen, um die Unterschiede zwischen Blutungen und Infarkten sicherzustellen. Eine effiziente Versorgungskette ist Voraussetzung dafür, dass Betroffene in einer Schlaganfallstation schnell und effizient behandelt werden können. Nach Angaben von Brinkmeier et al. (2020) eignen sich Schlaganfall-Lotsen aufgrund ihrer Erfahrung in der Behandlung wirksam zur Beratung von Schlaganfallpatient*innen. Die gewonnenen Erfahrungen ermöglichen es den Lotsen, rund 70 bis 80 Schlaganfallpatient*innen gleichzeitig zu betreuen. Die Unterstützung ist angemessen, reaktionsschnell, aber auch sehr entschlossen. Schlaganfall-Lotsen ermöglichen es den Betroffenen die Krankheit zu verstehen, nicht nur Ratschläge und Informationen zu geben, sondern auch am gesamten Pflegeplan teilzunehmen. Brinkmeier et al. (2020) macht deutlich, dass Schlaganfall-Lotsen in der Beratung vielversprechende Leistungen anbieten, um die Gesundheit der Patient*innen gewährleisten zu können. Einerseits bieten Schlaganfall-Lotsen optimale Betreuungsangebote an wie z.B. Beratung und Betreuung in der häuslichen Versorgung oder in der Rehabilitationsklinik. Andererseits bieten Lotsen nicht nur Unterstützung für die Betroffenen, sondern auch Begleitung während des Wiederherstellungsprozesses. Mit Unterstützung und

Beratung können Schlaganfall-Lotsen Maßnahmen koordinieren, um eine wirksame Behandlung für Patient*innen sicherzustellen. Die Rehabilitation der Patient*innen wird durch die Ausbildung zum Case- und Pflegemanager unterstützt, wodurch eine schnelle Genesung in den Vordergrund gerückt wird. In diesem Zusammenhang weisen Hacke et al. (2016) daraufhin, dass eine bessere Aufklärung über die Symptome eines Schlaganfalls für Betroffene in Notaufnahmen und Rettungsdiensten erforderlich ist, um bessere Transportwege entwickeln zu können. Durch die Kombination von Case- und Pflegemanagement werden die Gesundheits- und Partizipationsziele der Betroffenen gesichert. Dercks (2019) behauptet, dass einige Ärzte besorgt sind, dass ein solches Fallmanagementkonzept mehr Anstrengungen bedeuten würde. Ärzt*innen stellen Annahmen an, dass die Lotsen ihre Kompetenzen übernehmen. Brinkmeier et al. (2020) ist der Meinung, dass Schlaganfalllotsen Ärzt*innen oder Sozialeinrichtungen nicht ersetzen können, sondern die Verfolgung gemeinsamer Ziele sicherstellen. Demnach stellen Schlaganfall-Lotsen sicher, dass Patient*innen sich an die Behandlung halten, um Risikofaktoren wie Bluthochdruck kontrollieren zu können. Als Begleiter und Fürsorger ermutigen sie Patient*innen dazu, ihre Lebensweise zu ändern durch einen Plan zur Rauchentwöhnung oder einer Ernährungsumstellung. Weiterhin legen sie gemeinsam mit Patient*innen bestimmte Ziele fest wie z.B. die Teilnahme an einem Trainingsprogramm, um die Wiedererlangung der Fähigkeit zu garantieren. Abschließend ist zusagen, dass Betroffenen weiterhin therapietreu leben, um Rückfälle und Folgeerkrankungen auszuschließen. Aus diesem Grund sollte eine Beratung angeboten werden, damit Patient*innen ihre täglichen Aktivitäten unabhängig oder mit Hilfe von Familienmitgliedern organisieren können.

6 Fazit

Im Rahmen der vorliegenden Hausarbeit wurde die Ausgangsfrage untersucht, welche Bedeutung das Lotsenprinzip für die Gesundheitsberatung von Schlaganfallpatienten hat. Es wurde dargestellt, dass Schlaganfall-Lotsen einen positiven Einfluss auf die Gesundheitsberatung von Schlaganfallpatienten haben. Es stellte sich heraus, dass Schlaganfall-Lotsen mithilfe der Stroke Unit eine bessere Versorgungs- und Betreuungsleistung bietet. Für die Schlaganfallpatient*innen stehen Begleitung und Beratung in der Stroke Unit im Vordergrund. Darüber hinaus entwickeln Schlaganfall-Lotsen gemeinsame Trainingsprogramme und -ziele mit Patienten, um diese zu erreichen.

Die Schlaganfall-Lotsen arbeiten enger als Experten zusammen, um eine bessere Ausbildung und pädagogische Unterstützung für Schlaganfallpatient*innen zu sichern. Dies schafft Möglichkeiten für die Behandlung von Schlaganfällen und die Empfehlungen der Schlaganfall-Lotsen, wodurch das Leben der Betroffenen erheblich verbessert wird.

Zusammenfassend lässt sich sagen, dass Schlaganfall-Lotsen eine wichtige Rolle bei der Gesundheitsberatung von Schlaganfallpatient*innen spielen. Diese bieten Patient*innen eine personalisierte ganzheitliche Betreuung, Unterstützung und Beratung, um die Unabhängigkeit bestmöglich gewährleisten zu können.

.

Literaturverzeichnis

Anke Siedrat. (2014). *Appolex - gut betreut von Anfang an. Arbeiten als Schlaganfall-Lotse.* file:///C:/Users/acer/Downloads/Siebdrat2014_Article_ApoplexGutBetreutVonAnf angAn%20(1).pdf Letzter Zugriff: [23.02.2021].

Cassier-Woidasky, A.-K., Nahrwold, J. & Glahn, J. (Hg.). (2014). *Pflege von Patienten mit Schlaganfall: Von der Stroke Unit bis zur Rehabilitation* (2. Aufl.). Kohlhammer Verlag.

Fiedler, C., Köhrmann, M. & Kollmar, R. (Hg.). (2013). *Pflegewissen Stroke Unit: Für die Fortbildung und die Praxis.* Springer Berlin Heidelberg. https://doi.org/10.1007/978-3-642-29995-7

Franz Schubert, W. L. (2011). *Der Schlaganfall.* Wien. file:///C:/Users/acer/Downloads/Schubert-Lalouschek2011_Chapter_Schlaganfall.pdf, Letzter Zugriff: [12.02.2021].

Hahn, U. & Kurscheid, C. (Hg.). (2020). *Intersektorale Versorgung: Best Practices – erfolgreiche Versorgungslösungen mit Zukunftspotenzial* (1. Auflage 2020). Springer Fachmedien Wiesbaden. https://doi.org/10.1007/978-3-658-29015-3

Jessica Barlinn, U. H. (2020). Universitätsklinikum Dresden SOS-Care – Hilfe nach Schlaganfall: Schlaganfall-Lotsen verbessern den Behandlungserfolg nach Schlaganfall. *SOS-Care – Hilfe nach Schlaganfall.* https://www.kompetenznetz-schlaganfall.de/fileadmin/download/newsletter/KNS_Newsletter21_web.pdf, [Letzter Zugriff: 04.02.2021].

Klaus Dercks (2019). Mit Lotsen nach Schlaganfall zurück in den Alltag: STROKE OWL: Projekt soll Nachsorge sektorenübergreifend verbessern. *Westliches Ärzteblatt.* https://stroke-owl.de/fileadmin/files/stroke/Downloads/1905_WAEB_STROKE_OWLfinal.pdf [Letzter Zugriff: 24.02.2021].

Klug, E. & Fendt, S. (2018). *Schlaganfall. Gemeinsam zurück ins Leben: Ein Ratgeber für Angehörige und Freunde.* Stiftung Warentest.

Kraft, P. (Hg.). (2018). *Elsevier Essentials. Elsevier Essentials Schlaganfall: Das Wichtigste für Ärzte aller Fachrichtungen* (1. Aufl.). Elsevier.

Lampert, T., Prütz, F., Seeling, S., Starker, A., Kroll, L. E., Rommel, A., Ryl, L. & Ziese, T. (Hg.). (2015). *Gesundheit in Deutschland: Gesundheitsberichterstattung des Bundes, gemeinsam getragen von RKI und Destatis.* Robert Koch-Institut. https://stroke-

owl.de/fileadmin/files/stroke/Downloads/1905_WAEB_STROKE_OWLfinal.pdf
[Letzter Zugriff:15.02.2021].

Prof. Dr. ArnoVillringer & Prof. Dr. Karl Einhäupl (2016). Kompetenznetz
Schlaganfall. https://www.kompetenznetz-
schlaganfall.de/fileadmin/download/newsletter/KNS_Newsletter21_web.pdf
Letzter Zugriff: [14.02.2021].

Rebscher, H. (Hg.). (2015). *Beiträge zur Gesundheitsökonomie und
Versorgungsforschung: Bd. 10. Versorgungsreport Schlaganfall: Chancen für
mehr Gesundheit.* Medhochzwei. https://www.kompetenznetz-
schlaganfall.de/fileadmin/download/newsletter/KNS_Newsletter21_web.pdf,
Letzter Zugriff: 13.02.2021].

Zeyfang, A., Hagg-Grün, U. & Nikolaus, T. (2013). *Basiswissen Medizin des Alterns
und des alten Menschen: (*2. Aufl.). *Springer-Lehrbuch.* Springer Verlag

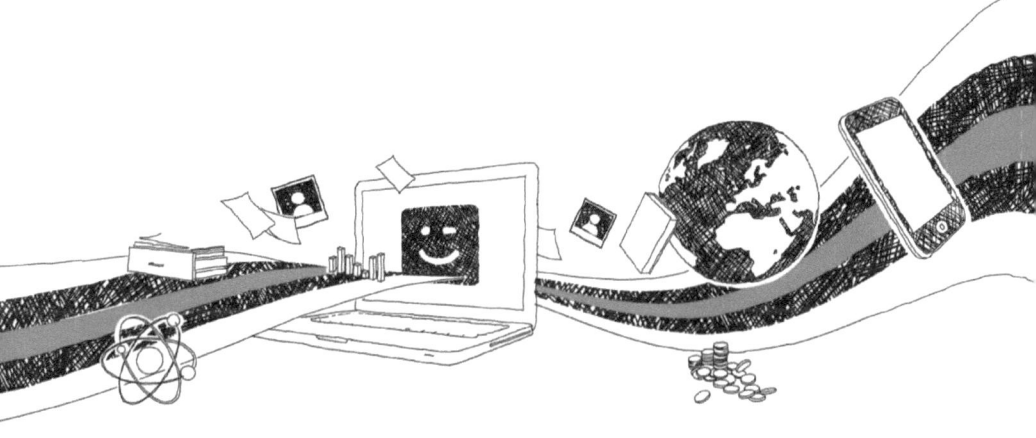
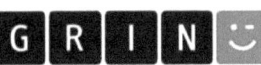